Para Laura

# ÍNDICE

1. INTRODUCCIÓN: ¿CÓMO INTRODUCIR LA ALIMENTACIÓN COMPLEMENTARIA EN EL LACTANTE?
2. ALIMENTACIÓN COMPLEMENTARIA
3. RECOMENDACIONES BÁSICAS A LA HORA DE COMER
4. TABLA PARA LA INTRODUCCION DE LOS ALIMENTOS
5. PREPARACIÓN Y CONSERVACIÓN DE LOS ALIMENTOS
6. RESUMEN FINAL
7. BIBLIOGRAFÍA

# 1. INTRODUCCIÓN ¿CÓMO INTRODUCIR LA ALIMENTACIÓN COMPLEMENTARIA EN EL LACTANTE?

Ya sea por medio de lactancia materna o lactancia artificial, la madre que durante los primeros meses de vida ha alimentado al bebé y se ha adaptado a la etapa de la lactancia exclusiva, se encuentra abrumada ante la llegada de una nueva etapa en la vida del bebé: la introducción de alimentos sólidos, la masticación de los mismos, la introdución de nuevos sabores, la preparación y elaboración de papillas...

Ante la avalancha de distintos folletos (en ocasiones contradictorios), que se entregan a la madre en las consultas de pediatría, control del niño sano, matrona en grupos de postparto, sin explicarle nada o explicarle maneras de introducción divergentes, surge la necesidad de unificar el orden y el manejo a la hora de introducir los alimentos, así como mostrar a la madre qué no se debe dar al lactante.

Las guías o folletos de alimentación entregadas a las

madres en consulta en ocasiones, además de contradictorias en cuanto al orden y las cantidades de alimentos a introducir en ocasiones tienen un lenguaje farragoso que a la mujer de a pie se le hace muy difícil de entender, y que el pediatra por falta de tiempo no puede explicar paso a paso.

Algunas guías elaboradas por fabricantes de alimentos para bebés no destacan la ventaja de preparar las papillas con alimentos naturales, frutas de temporada...promocionando únicamente los productos que ellos venden.

La sociedad actual y el estilo de vida en la alimentación donde todo es comida precocinada y preparada "de usar y tirar", "jarabes que equivalen a una pieza de fruta"...etc, hacen que se reste importancia a los productos naturales menos manufacturados, que quizá por la nueva situación económica y la necesidad que tienen los dos progenitores de trabajar, se están dejando de lado. Hoy día hay poco tiempo para preparar las comidas del bebé, lo cual hace que desde muy temprana edad se acostumbra al bebé a los preparados artificiales.

En esta guía tambien se recoge un apartado donde se dan a la madre indicaciones para preparar el alimento y cómo conservarlo durante días.

Ante todo lo expuesto se hace necesaria la existencia de una guía completa adaptada al lenguaje cotidiano, fácil de entender y elaborada en puntos concisos para que pueda servir de guía rápida.

Por tanto se ha elaborado esta guía para que matronas de atención primaria entreguen a las madres en los grupos de postparto, que también debería ser entregada en las consultas por la enfermera pediátrica así como por el pediatra en revisiones periódicas.

# 2. ALIMENTACION COMPLEMENTARIA

La forma habitual de introducir la alimentacion complementaria es ir sustituyendo, de una en una, las tomas de leche que recibe el lactante separando la introducción de un alimento nuevo de otro, al menos una semana, para que el niño vaya aceptando los nuevos componentes de la dieta, dando tiempo a la adaptación de su organismo, y pueda detectarse más fácilmente qué alimento específico es el causante de los eventuales problemas que puedan presentarse (alergia o intolerancia).

También, es importante convencer a los padres de que la alimentación es un proceso voluntario y consciente y, por lo tanto, educable; por lo que, si queremos que todo vaya bien, debemos inducir unos buenos hábitos alimentarios desde un primer momento.

No hay argumentos científicos sólidos que demuestren ventajas sobre el orden de introducción de los diferentes alimentos (harinas, verduras o frutas); por lo que, se atenderá a los hábitos y costumbres, siguiendo la orientación general del calendario nutricional indicado y huyendo del peligro más sutil: la monotonía.

• Mantener la fórmula artificial o leche materna, sin introducir leche de vaca hasta el año.

• A partir de los 6 meses, no más del 50% de calorías deben provenir de la alimentacion complementaria, manteniendo un aporte de LM o FA de al menos 500 mL/día.

• No introducir el gluten hasta después de los 6-7 meses.

• Algunos alimentos especialmente alergénicos (pescado y huevo) es mejor introducirlos después de los 9-10 meses.


## ALIMENTOS UNO POR UNO

### Agua

Parece que no tiene importancia pero es el componente fundamental para la vida y siempre hay que tenerlo en cuenta.

Mientras el niño recibe sólo lactancia materna o fórmula artificial, no suele requerir líquidos adicionales, salvo quizá en situaciones de calor o pérdidas aumentadas, como pueden ser los episodios febriles, diarrea, etc. Por el contrario, ya que la alimentación complemetaria supone una mayor carga renal de solutos, no basta con los líquidos aportados por la leche y otros alimentos, debiendo ofrecérsele agua con frecuencia. Las necesidades diarias de agua recomendadas son, aproximadamente, 150 mL/kg de peso y día. Actualmente, están aumentando el consumo del agua mineral envasada, a pesar de los estrictos controles del agua de consumo habitual.

## Cereales

Suele ser el alimento elegido para iniciar la alimentación complementaria. A ser posible preparar las papillas con leche materna. Las primeras tomas pueden iniciarse añadiendo 1 ó 2 cucharaditas por cada 100 mL de leche, comprobándola tolerancia, para ir poco a poco pasando hasta 5 ó 7.

Las papillas de cereales suministran proteínas, minerales, vitaminas (especialmente, tiamina), ácidos grasos esenciales y sobre todo, contribuyen al equilibrio energético total, debido a su elevado contenido en hidratos de carbono (80 kcal/100 g) o por la adición de azúcares. Su principal componente, el almidón, es tolerado y perfectamente digerido por el lactante, tanto por la amilasa pancreática como por las disacaridasas intestinales. Las primeras harinas deben ser predigeridas, sin azúcar y sin gluten, y su administración, al tener un mayor valor energético y absorción más lenta, va a suponer un mantenimiento más prolongado de la glucemia y, por lo tanto, un retraso en la aparición de la sensación de hambre, permitiendo un mayor espaciamiento entre las tomas. Por otro lado, si este aporte llega a ser excesivo, es más fácil la sobrealimentación y, como consecuencia de ello, la obesidad que pudiera motivar problemas en un futuro. Algunos preparados se obtienen a partir de un solo cereal (simples), mientras que otros contienen mezclas de varios (complejos). Su introducción se suele iniciar con un cereal de grano simple, como el arroz, maíz, soja (leguminosa), mijo o tapioca (tubérculo), que son menos antigénicos, no existiendo inconveniente en que, en el lactante normal, éste se realice con una mezcla de cereales sin gluten, tamizados y comercializados en forma de polvo.

A partir de los 6 meses, es recomendable la administración de esta papilla.

Hay cereales que contienen una proteína (la gliadina), como son: trigo, centeno, cebada, avena y triticale (híbrido de trigo y centeno), que pueden provocar la enfermedad celíaca, por lo que su introducción no debe hacerse antes del 6º mes, ni tampoco debe posponerse del 8º pues, a partir de entonces, no se disminuye la frecuencia de esta enfermedad, sino que sus manifestaciones clínicas son más atípicas u oligosintomáticas. Salvo en casos con antecedentes familiares de enfermedad celíaca, no está justificada la introducción habitual de preparados sin gluten en niños mayores de 8 meses.

Respecto a los cereales integrales, tienen prácticamente las mismas calorías que los refinados; sin embargo, tienen un mayor contenido en minerales y no adelgazan, sino que, al contener más fibra, regula mejor el tránsito intestinal y eliminamos más toxinas y además, al ser saciante, evita comer más cantidad. Respecto a los cereales con verduras, debe tenerse en cuenta que los aportes de sodio no superen los requerimientos diarios del mismo y los que se presentan adicionados a las frutas es importante conocer su bajo contenido en proteínas, calcio y fósforo.

Los cereales lacteados (a preparar con agua) no serían recomendables

Los cereales con efecto bífidus, son harinas, con o sin gluten, a las que se le han incorporado fructo-oligosacáridos, que son azúcares de origen vegetal que favorecen el desarrollo de bacterias beneficiosas para el equilibrio de la flora intestinal. Estos actúan, además, como reguladores del tránsito intestinal y son de gran utilidad tanto en casos de diarrea como de estreñimiento. En el etiquetado del envase, debe especificarse qué cereales contiene, la presencia o ausencia de gluten, así como de leche o proteínas vacunas, modo de preparación (con leche o sin ella), condiciones de uso y almacenamiento (antes y después de abierto el mismo).

Otra forma de proporcionar cereales al lactante mayor con capacidad para masticar (8-12 meses) sería en forma de pan elaborado, de consumo habitual, y como galletas "tipo maría" adicionadas a otras papillas o bien mordidas directamente. En la actualidad, existen una gran variedad de panes y galletas (con grasas parcialmente hidrogenadas, bajos en colesterol, con fibra, etc.)

## Frutas

Es el primer alimento que se recomienda introducir en los niños lactados al pecho. En los niños alimentados con leche artificial, suele darse después de conseguida una buena aceptación de los cereales, aunque puede hacerse al revés, dependiendo de cada caso concreto (por ejemplo, en lactantes estreñidos).

Suelen comenzar su administración en forma de zumo y a cucharaditas, para evitar la costumbre del biberón y prevenir las caries ("caries del biberón"). Es aconsejable utilizar fruta fresca e ir introduciéndolas una a una en cortos períodos, para comprobar su tolerancia.

Posteriormente, se puede dar como papilla batida hecha con manzana, plátano maduro y pera al que se añaden zumo de naranja y, posteriormente, fruta variada del tiempo. Es necesario dar una amplia gama de papillas de frutas para favorecer el aprendizaje alimentario y potenciar el desarrollo de los sentidos, aunque no es obligado; además, se deben tomar recién hechas porque las vitaminas B y C se oxidan muy rápidamente (antes de media hora).

La fruta es preferible que esté madura o incluso cocida, ya que es más digestiva y también se puede dar en compota o al horno. En estos últimos casos, en los que se pierden gran parte de su componente vitamínico, podemos adicionar zumos de fruta fresca, preferentemente cítricos. No es recomendable añadirle leche, azúcar, galletas, leche condensada ni cereales.

Como sustitución de las frutas naturales, no deben utilizarse las papillas de frutas con cereales, ya que su composición es diferente.

Los azúcares de la fruta pueden interferir con el

buen efecto que hacen otros ingredientes de las comidas, por eso colocamos la fruta, que es indispensable en la alimentación, donde más beneficio hace, que suele ser de merienda.

Tomarla antes de comer o entre horas en los niños gorditos.

Debemos evitar las frutas potencialmente alergénicas, como: fresa, fresón, frambuesa, kiwi, mora y melocotón, por el riesgo de alergias.

Como regla general, el zumo de fruta recién preparado corresponde a la composición de la fruta de la que procede sólo si se exprime completamente. Sin embargo, las frutas rara vez se exprimen totalmente y además en su fabricación se someten a tratamientos de calor y/o de concentración, con lo que hay una desviación respecto a su composición original y se le adicionan: aromatizantes, azúcares, acidulantes, colorantes, conservantes, antioxidantes, emulsionantes y estabilizantes.

Entre las enfermedades relacionadas con su consumo excesivo, destacan: retraso del crecimiento, diarrea por alteración de la absorción de los hidratos de carbono, sobrepeso y obesidad, dislipemia, alteración del metabolismo de la glucosa, alergias a alguno de sus componentes, alteraciones en la salud ósea y en la salud dental. Además, pueden producir interacciones con fármacos y su empleo es inadecuado para el manejo de la diarrea aguda, de la misma manera que es discutible su utilización para el tratamiento del estreñimiento. El zumo de manzana se ha asociado a la diarrea crónica inespecífica.

## Verduras y hortalizas

Se ofrecerán a partir del sexto mes en forma de purés, sustituyendo la toma del mediodía. Están constituidas fundamentalmente por agua, residuos de celulosa, vitaminas y minerales. La introducción de las verduras se hace inicialmente con caldo vegetal para probar la tolerancia e iniciar la diversificación de los sabores y, posteriormente, darlas en forma de purés.

Se aconsejan verduras suaves del tipo de la patata, zanahoria, apio, puerro, calabaza, calabacín, habichuelas y judías. Se debe conseguir una mezcla de los distintos vegetales, para obtener una mejor distribución de los diversos aminoácidos (y aumentar así su valor biológico) y vitaminas.

Se evitarán las verduras flatulentas como la col, coliflor y el nabo (potencialmente bociógenas); las ricas en sustancias sulfuradas (cebollas, ajo, espárragos, etc.) y, por su potencial efecto metahemoglobinizante, también debe evitarse la administración de remolacha y las de hoja verde ancha, como espinacas, habas y acelgas, por su contenido en nitratos, etc. Así mismo, hay que tener precaución con las verduras ya preparadas y conservadas en nevera, no tenerlas mnas de 48 h en el frigorifico.

Algunas veces los niños y/o madres prefieren los "potitos", pero se deben acostumbrar a los de la madre también.

Al puré se le puede añadir una cucharadita de aceite de oliva crudo y, posteriormente, carne magra alternándose con pescado. Si esto último no tuviera lugar, no debería sustituir a una toma de leche completa para no disminuir el aporte proteico al lactante. El consumo de grandes volúmenes de purés de verduras, con una densidad energética baja, sacia al niño y aumenta el riesgo de reducir la cantidad de leche ingerida.

## Carnes

Este complemento supone un aporte de proteínas de alto valor biológico (18- 20 g/100 g producto), lípidos, sales minerales, hierro y vitaminas. Se recomienda un aporte aproximado de 10-15 g/día e ir aumentando 10 g por mes, hasta un máximo de 40-50 g/día, mezclada y batida la carne con las verduras. Se suele comenzar por pollo (sin piel) al ser de fácil trituración y menor alergenicidad; se sigue posteriormente con ternera, pavo, vaca, cerdo o cordero.

El jugo de carne no tiene ningún valor nutritivo. Las vísceras (hígado, sesos, menudo...), excesivamente grasas y ricas en colesterol, no ofrecen ninguna ventaja sobre la carne magra salvo su riqueza en vitaminas e hierro (y su precio) y supone un riesgo de aporte de parásitos, tóxicos y hormonas por la manipulación fraudulenta del ganado. Por todo ello y por motivos de tolerancia y digestibilidad recomendamos su administración a partir de los 18 meses y siempre de forma excepcional, no más de una vez cada 7 ó 10 días.

El jamón York o cocido se podría introducir a partir de los 10 meses, puesto que, si éste es de buena calidad, procede de la parte menos grasa del cerdo, por lo que su valor nutritivo, siempre que no se hayan añadido otros ingredientes (polifosfatos, féculas, grasas y otras partes del cerdo), es similar al de la carne de donde procede. A partir del año, podemos dar el jamón serrano troceado.

Para el resto de los embutidos, es preferible esperar hasta los 2 años.

## Pescados

Más adelante se pueden alternar las carnes con el pescado, generalmente a partir del 9º mes, debiéndose empezar con pescado blanco cocido (merluza, rape, gallo, lenguado,...), por tener menor cantidad de grasa y ser potencialmente menos alergénico, siendo extremadamente cuidadoso con las espinas. Si existen antecedentes de alergia se retrasará su introducción hasta el año de edad.

Otra justificación a este retraso está en que tiene un alto contenido de sal y fósforo y puede contener sustancias nocivas, bien por su conservación (ácido bórico) o en su composición (mercurio).

El pescado fresco tiene los mismos nutrientes que el congelado.

La introducción del pescado azul se retrasará hasta los 15-18 meses. Ojo con pescado azul grande, que al estar el mar contaminado, tienen mucho mercurio, como el atún (incluido el de lata), marrajo, pez espada....No debemos darle este tipo de pescado hasta los 3 años (si a las sardinas, boquerones, anchoas....)

## Legumbres

Se recomienda iniciar su aporte a partir del 10º ó 11º mes debido a su alto contenido en nitratos, siempre añadidas a las verduras, con lo que se enriquece su valor biológico proteico. Se ofrecerán sin piel, por lo que hay que pasarlos por el pasa-purés antes de la batidora para quitarles los hollejos (que son muy nausígenos e indigestos) y se le puede agregar arroz. Su administración será muy gradual y progresiva, 1 ó 2 veces por semana, favoreciendo así el incremento de la actividad enzimática y digestiva y evitando la flatulencia.

## Huevos

La introducción del huevo debe demorarse al menos hasta el 10º mes, comenzando por la yema cocida rallada o blanda (pasada por agua) 2 a 3 días a la semana. Es prudente ofrecerla de forma progresivaca da semana, primera semana  un cuarto, siguiente semana media y, finalmente, entera.

Puede sustituir a la carne puesto que la yema es rica en grasas, proteínas de alto valor biológico, ácidos grasos esenciales, vitaminas e hierro.

La clara no se debe introducir hasta el año de edad.

No debe darse crudo sino cocido o en sopas, porque se digiere menos del 50% y, además, así reducimos su capacidad alergénica.

## Pasta

Suele ser una de las comidas favoritas de los niños, fácil de masticar, divertida al comer y rápida de cocinar. Para lactantes de 12 meses, existen fideos finos que no es necesario masticar. Se les pueden añadir otros ingredientes que, además, incrementarían su valor nutritivo.

## Grasas

No sólo proporcionan energía, sino que también contribuyen a la formación de nuevos tejidos del organismo. El perfil del aceite de oliva virgen es insuperable (por el aporte de ácidos grasos poliinsaturados), aportando a los purés mejor sabor y aumenta su valor nutritivo.

## Leche de crecimiento y leche de vaca

Un lactante en el segundo semestre de la vida debe tomar entre 500 y 750 cc/día de leche y derivados, pero en los niños mayores no se debe abusar de ella porque entonces la dieta se convierte en monolítica, rica en grasas saturadas y deficitaria,puesto que un exceso de un alimento siempre condiciona un déficit de otro.

Se puede añadir un lacteo detrás de las comidas.

Respecto al mito falso "después de la leche nada eches", se trata de una cuestión cultural; ya que, al final de cada comida, todos los alimentos acaban mezclándose en el estómago y se trata, más bien, de una forma de ordenarlas y, al ser la leche un protector gástrico y calmante, nos ayuda a hacer las digestiones más fácilmente.

Se recomienda introducirla después de los 12 meses.

## Yogur y otros derivados lácteos

Elaborado a partir de leche de vaca completa, por su contenido ácido, regenera la flora intestinal y acelera el tránsito digestivo, por lo que puede ser de gran utilidad en lactantes vomitadores.

No se administrará antes de los 6 meses de edad.

Los elaborados con leche artificial o formula de

continuacion a partir de los 6 meses y los de leche de vaca a partir del año de edad.

Los yogures enriquecidos con frutas o de sabores contienen importantes cantidades de azúcar y, en ocasiones, saborizantes y aromatizantes, que deben tenerse en cuenta.

De igual forma, podríamos hablar de otros derivados lácteos (petit suisse, requesón, cuajada, queso fresco...) que además pueden actuar como "prebióticos", sugiriendo su introducción a partir de los 10 meses.

La leche semi-desnatada no es recomendable para los niños menores de dos años y la desnatada para los menores de 5 años porque carece de vitaminas liposolubles (A y D) y los niños necesitan la energía que aporta esa grasa.

La leche de soja ha de estar especialmente formulada para bebés y debe estar enriquecida si se usa como alternativa a la leche de vacao en niños pequeños.

La mantequilla es un alimento rico en calorías y vitaminas liposolubles, pero muy graso. Se puede ofrecer ocasionalmente, añadiéndose a las papillas siempre en una proporción inferior al 5% (cuchara pequeña).

Otros productos lácteos (natillas, flan) se pueden introducir entre los 12 y 18 meses.

## Azúcar, pastelería y bollería

No usar azucar en los cereares puesto que ya la traen incorporada.

La utilización de sacarina y ciclamato ha sido desaconsejada.

Tampoco deben añadirse saborizantes del tipo de la vainilla, fresa, etc., que pueden originar reacciones alergicas.

En cuanto a la práctica hogareña de añadir miel y leche condensada, tiene exceso de calorias y provocan caries. La miel no se recomienda hasta al menos los dos años porque puede producir botulismo del lactante. Por el mismo motivo tampoco debe adicionarse jarabe de maíz.

Igualmente, no debemos adicionar edulcorantes o azúcar para animar a comer a un niño una comida que no le gusta, porque este truco da lugar a costumbres alimentarias incorrectas, induciendo a éste a aceptar sólo alimentos dulces.

El hábito de una alimentación nocturna prolongada o de suministrar alimentos "de consuelo" es causa de caries graves, especialmente de los incisivos superiores (síndrome del biberón).

En cambio sí pueden tomar frutas en almíbar, que

puede venir bien a los niños que rechazan la fruta, al verlo como una golosina, pero debe saberse que su aporte energético es mayor y tiene peor calidad nutricional que la fruta fresca.

## Frutos secos

Los frutos secos y las semillas no son adecuados para los niños menores de 5 años por el peligro de atragantamiento, pero pueden ser empleados si están molidos finamente, por ejemplo, en mezcla con cereales, platos cocinados o en forma de cremas finas para untar.

## La sal

La ingesta de sodio en el niño debe ser prudente. En los alimentos, la mayor fuente de sal son: el pan, los cereales y los derivados lácteos (aproximadamente, el 44%).

## El flúor

El flúor no se aconseja entre los menores de 6 meses; de los 6 meses a los 3 años, se suplementará si el contenido en el agua es menor de 0,3 mg/L, pero si las concentraciones en el agua de consumo son de 0,6 mg/L, no se aconseja suplementarlo.

## La fibra

En el segundo semestre, la introducción de frutas, cereales y verduras ayudan al tránsito intestinal.
Se considera innecesario suministrar fibra a los niños menores de 1 año.

## Los potitos

Podemos clasificarlos en: sopas (preparados a base de verduras casi enteramente con frutas, carnes o pescados), platos completos (consistentes en mezclas de carnes o pescados con verduras), postres y zumos de frutas. Éstos, a su vez, se presentan en forma deshidratada (que sólo precisan adición de agua para su recomposición) o en forma lista para comer.

Algunos están homogenizados (triturados en pequeñas partículas) que no precisan masticación y otros tienen trozos mayores y textura más gruesa para estimular la masticación.

Tienen como ventajas que, utilizados de forma correcta, constituyen un aporte nutritivo cuantitativa y cualitativamente adecuados, bacteriológicamente seguros y libres de contaminantes, incluso a un coste no superior comparativamente respecto a los preparados de la forma tradicional. Además, suelen llevar potenciadores del sabor que los niños, y padres, agradecen.

En el etiquetado debe figurar a partir de qué edad mínima puede usarse, cómo debe consumirse, forma de conservación una vez abierto (normalmente, en frigorífico durante menos de 48 horas), lista de ingredientes (incluidos saborizantes y conservantes), presencia de gluten, leche, huevo, naturaleza y cantidad de azúcar y contenido de sal.

Algunas cosas que se deben tener en cuenta en los potitos son:

• Asegurarse, antes de abrirlo, de que el botón de seguridad de la tapa no está levantado. Es la garantía de que no ha perdido el vacío y, por tanto, está en perfectas condiciones.
• Mirar siempre la etiqueta y comprobar que la edad para la que se recomienda es la apropiada para el niño.
• Comprobar si los ingredientes son los adecuados.
• Probarlo siempre antes de dárselo al niño.
• Comprobar su temperatura.

• No añadir azúcar, sal ni otras especias.

• Se pueden calentar en el microondas. Sólo hay que tener cuidado en mezclar bien el contenido antes de probar la temperatura. El microondas en ocasiones calienta más unas partes del tarrito que otras y, pese a probarlo y pensar que la temperatura es correcta, podemos, en la siguiente cucharada, estar dando la comida excesivamente caliente.

• Una vez abiertos, los tarritos de carne y verduras aguantan 2 días en frigorífico. Los de frutas pueden aguantar 3 días.

• Procurar cambiar de variedades para que el paladar del bebé se acostumbre a los distintos sabores desde pequeño.

## ALIMENTOS FUNCIONALES: PROBIÓTICOS, PREBIÓTICOS Y SIMBIÓTICOS

Pueden ser tanto alimentos naturales como aquellos a los que se les ha añadido o eliminado un componente por medios tecnológicos. Los productos lácteos constituyen un excelente medio para los ingredientes funcionales de diferente actividad biológica reconocida.

Son aquellos productos enriquecidos con bifidus, L. Casei...etc, que ayudan a la flora bacteriana intestinal.
Se sugiere su introducción a partir de los 12 meses.

A veces es más fácil decir lo no recomendable que lo adecuado. Como ya hemos referido, entre los primeros, destacamos: embutidos, carnes ahumadas y patés, huevos fritos, frutos secos enteros, quesos fuertes o grasos, mariscos, miel, caramelos y golosinas, gaseosas, frituras, jugos envasados, sopas aguadas, té, manzanillas, alcohol, bebidas con cafeína o gas, etc.

## 3. RECOMENDACIONES BÁSICAS A LA HORA DE COMER

• La primera regla de oro sería paciencia y la segunda, también
• Evitar mirar el reloj, es un momento de paz
• Lavar las manitas antes y después de comer (los padres, también)
• El bebé siempre debe estar sentado en una silla o en su coche y con babero, debe prepararse para comer con buenos modales
• Padres e hijos irán protegidos contra salpicaduras
• Permitir que la cantidad de alimento pueda variar de un

día a otro según el apetito del niño

• El bebé está satisfecho cuando rechaza el alimento, mueve la cabeza, rehúsa a abrir la boca o escupe el bocado

• Respetar sus gustos

• Comenzar con una papilla que no tenga sabor ni dulce ni salado

• Ir introduciendo paulatinamente los nuevos alimentos mezclándolos con otros a los que el niño esté habituado a ingerir

• El rechazo a los alimentos nuevos es algo normal

• Aumentar la oferta reiteradamente, sin forzar y seguir según demanda

• La repetición de estos alimentos inicialmente rechazados conduce a la habituación a los mismos y a su aceptación final

• Los alimentos nuevos mejor a la hora del almuerzo y así detectar si el alimento que le dimos le cayó bien

• Respetar los plazos establecidos para el primer año, de lo contrario, la comida podría sentarle mal o provocar una reacción
alérgica

• No chantajear, castigar, pegar, perseguir...

• No obligar al niño a comerlo todo

• No distraerlo y jugar para tragar unas cucharadas más

- No ofrecer dulces o premios si se lo come todo
- No sustituir comidas por dulces
- No sustituir la comida por leche o derivados
- No enmascarar los alimentos con saborizantes
- Se debe variar lo más posible su alimentación. Evitar la monotonía
- Mantener la temperatura justa. Hay plato-termo recomendable para niños que tardan mucho en comer
- No ser estrictos ni muy variables con los horarios
- Aumentar la consistencia de los alimentos progresivamente, desde homogénea a pequeños trozos para estimular la masticación, así disminuirán los riesgos de sufrir gases o cólicos
- Se le puede ofrecer una pizca de sal yodada (según hábitos)
- Evitar picoteo entre comidas (menos aún chucherías o dulces)
- Primero acostumbrarle a la cuchara dándole zumos o agua
- La primera cuchara será mejor si es de plástico (para evitar el frío contacto del metal) y anatómica
- Usar utensilios y cubertería adecuados, ni muy pequeños para el fácil manejo de unas manos poco expertas o, por el contrario, muy grandes para la boca del niño. Empezar con

una cucharita de té y, poco a poco, pasar a una cuchara sopera. Mejor si es plana y estrecha.

• Si no tiene un platito y cubiertos especiales para bebé, tomar uno de la vajilla habitual y reservarlo para él, así lo identificará como propio

• Llenar la cuchara hasta el borde para que pueda succionarla mejor

• Adaptarse a los cambios de estación climática con cambios de horarios, la distribución y tipos de alimentos

• Darle los alimentos en taza o vaso con cuchara, nunca en biberón

• Si quiere comer con las manos, dejar que lo intente

• Todos los miembros de la familia merecen la misma atención. El lactante no es el protagonista de la mesa

• Preparar los alimentos el mismo día, para evitar la contaminación

• Refrigerar inmediatamente lo que sobre para su consumo más tarde

• Cocinar los alimentos a fuego medio para que los ingredientes se integren adecuadamente y sean sabrosos. No usar demasiada agua

# 4. TABLA PARA LA INTRODUCCION DE LOS ALIMENTOS

## Leches y derivados

- Leche materna 0-6
- Fórmula de inicio 0-6
- Fórmula de continuación 4-6
- Fórmula 3 12-36
- Yogurt con FC 4-8
- Leche de vaca 12-36*
- Leche condensada NO
- Yogurt, queso blando 10-12
- Petit suisse 12
- Requesón, cuajada 10-12
- Flan/natillas 12-18

## Papilla/harina

- De cereales:
- – Sin gluten 4-6
- – Con gluten 6-8
- De frutas 6-7
- De yogurt 8
- De cacao y otros sabores 12

## Purés caseros o en tarro

- De carne (P,T,C) 6
- De pescado 9
- De verduras 5
- De frutas 5
- Otros purés caseros 8

**Otros**
- Zumos de frutas 4-5
- Fruta 5
- Galletas 8
- Jamón de York 7-10
- Vísceras 12-18
- Pescado blanco 9
- Pescado azul 15
- Huevos (yema) 9-12
- Huevo entero 12-15
- Legumbres 10-11
- Pastas, sopas 8-9
- Sesos-menudo > 18

*Recomendacion ESPGAN.

**Recomendaciones para que los purés sean sanos**

• Todos los nutrientes deben estar exentos de productos con actividad farmacológica, tóxica u hormonal

• Empezar con 2 ó 3 verduras e ir incorporando las demás lentamente. Por lo general, se suele comenzar con patatas, zanahorias y calabacines por su sabor dulce

• Utilizar verduras frescas, cada día que pasan en la nevera pierden de un 5-10% de sus propiedades nutricionales

• Cocer lo justo, mejor en olla a presión, en una cocción prolongada pierde vitaminas y otros nutrientes

• Echar poca o ninguna sal, para la madre debe estar soso

• No echar especias, pueden resultar indigestas

• Para darle una consistencia más líquida, añadir leche, agua, zumo o caldo de cocción

• Aumentar lentamente la consistencia

• Que no queden hebras, pueden hacer vomitar al niño. Si hay duda, colarlo

• Adicionar aceite de oliva de poca acidez (0,4°), mayor grado puede resultar indigesto

# 5. PREPARACIÓN Y CONSERVACIÓN DE LOS ALIMENTOS

## Cómo guardar la comida

• No inmediatamente después de haberse preparado

• Que la comida esté a temperatura ambiente si previamente ésta se hubiera cocido

• Lo ideal es que los recipientes fueran de cerámica pero éstos son muy caros y poco prácticos

• En envases de cristal o plásticos es lo más habitual

• Debemos hacer las fracciones oportunas para su posterior utilización sin necesidad de extraer porciones del recipiente

• Las botellas de plástico (PVC, etc.) no deben colocarse cerca de recipientes que contengan productos que desprendan fuertes olores (detergentes, gasolina...) pues son absorbidos por estos envases

• De las latas y envases metálicos, deben despreciarse los oxidados o deteriorados

• Para los alimentos sin piel, salsa o legumbres son ideales los recipientes de vidrio cerrados herméticamente que evitan el contacto con el aire y, por tanto, la formación de mohos

• Los envases de cartón debemos comprarlos sin abolladuras ni abrasiones. Son buenos conservantes hasta su apertura puesto que impiden un segundo cierre. Debe tenerse la preocupación de no exponerse cerca de superficies de calor porque podría alterar el color y aroma

## Cómo preparar las comidas congeladas

• Es fundamental que su elaboración y descongelación se produzcan en óptimas condiciones

• Que esté fresco, en su origen el alimento no debe estar contaminado por mohos ni bacterias

• Que la materia prima sea buena

• Que la congelación sea rápida para que no se altere la estructura del producto

• Utilizar envases sellados que lo protejan hasta el momento de consumirse

• No deben volverse a congelar alimentos ya descongelados

• Hay que fijarse en las estrellas del congelador utilizado, mejor con 3 ó 4 estrellas

• Que se conserve a una temperatura inferior a los -18° C hasta el momento del consumo

## Cómo descongelarlas

• Con el horno microondas es el método más indicado

• Dejándola una hora a temperatura ambiente y calentándola después

- Se debe evitar la descongelación con agua corriente porque daña los tejidos y pierde propiedades nutritivas
- Tener la precaución de remover, o darle vueltas a los alimentos, para garantizar una preparación uniforme
- Debemos cubrir con un plato invertido para retener el vapor
- Las frituras se deben verter directamente en el aceite hirviendo
- Al horno, se debe comenzar con una temperatura alta e ir bajándola. Se deben cubrir los alimentos con un papel de aluminio para que no se seque demasiado y pierda sabor
- En agua hirviendo pero sabiendo que las verduras precisan un tiempo de cocción algo más corto y menos sal que las frescas

# 6. RESUMEN FINAL

La lactancia materna se ha de mantener el máximo tiempo posible.

• La lactancia materna o las fórmulas de inicio cubren todas las necesidades del lactante sano, como alimento exclusivo, hasta los 4-6 meses de vida

• El cambio de la leche de inicio a la de continuación se realiza a los 4-6 meses poco a poco, sustituyendo cada día un cacito de la fórmula de inicio por la de continuación

• La administración de alimentos distintos a la leche será de forma gradual, firme y sin forzar al niño

• Todos los cambios dietéticos serán bien admitidos si los realiza lentamente y con intervalos para cada nuevo alimento entre 7 y 15 días

• **Cereales sin gluten:** sobre los 4-5 meses se añaden 2 a 4 cacitos en el último biberón del día preparado como habitualmente. Poco a poco puede llegar a darse una papilla con cuchara cuando el niño tenga 5-6 meses. Se recomienda la papilla de cereales no lacteadas a preparar con la fórmula del niño

• **Papilla de cereales con gluten:** deben introducirse a partir de los 7 meses. Otros alimentos con gluten son las galletas, pan y picos

• **Papilla de frutas:** sobre el 5° mes empezar con zumo de naranja, luego añadir una nueva cada día, manzana, pera, plátano o frutas maduras. El primer año no dar fresas, kiwi y otras, pues producen más alergia. La fruta puede ser natural o en compota (cocida). No añadir azúcar ni miel. Es recomendable en la toma de la tarde. Se puede preparar también con la fórmula láctea habitual del niño o suplementarla después con ésta hasta alcanzar la cantidad de una toma habitual. Debe darse recién preparada

• **Puré de verduras:** sobre el 5°-6° mes comenzar con caldo de verduras y seguir con la patata, zanahoria, calabacín, calabaza, apio, puerro, judías verdes, etc., evitando verduras de hoja larga (espinacas, acelgas, col, remolacha, espárragos, nabos). Es mejor darlas al mediodía y añadirles un chorrito de aceite de oliva crudo antes de comer. No deben llevar sal ni azúcar ni colorantes. Pueden congelarse en tarros bien cerrados

• **Carne:** comenzar a partir de los 6 meses añadiendo unos 25-50 g/día de pollo, posteriormente ternera, pavo o cordero. Se le darán junto con la verdura. Al igual que el jamón de York

• Los **higaditos** se pueden dar a partir del año, en

sustitución de la carne

• **Pescado:** introducir a partir del 10º mes, comenzando con pescados blancos que son menos grasos (merluza, lenguado, pescada, dorada...). Los azules dejarlos para cuando tenga 15 meses. Se adicionará al puré de verduras en lugar de la carne (unas 2 veces por semana)

• **Huevo: yema:** comenzar a los 10 meses añadiendo a la verdura 1/4 parte de yema cocida 2 veces por semana. La segunda semana será 1/2 yema y la tercera ya se le dará 1 yema dos veces por semana. La **clara**: comenzar a partir de los 12 meses

• Al año tomará: carne (3-4 veces/semana), pescado (2), hígado (1), huevo (1-2)

• **Legumbres:** a partir de los 12 meses añadir en sustitución o con las verduras, dos raciones por semana (lentejas, garbanzos, alubias,...). Pasadas por pasapurés al principio y condimentadas de la forma habitual

• **Yogurt** (de postre) con fórmula de continuación a partir de los 6 meses y de forma habitual a partir del año de edad, al igual que el queso blando

• Desde los 15 meses podrá tomar comidas preparadas para el resto de la familia, siempre que no sean saladas, picantes o grasas.

• Evitar los fritos y comidas muy dulces. Cuidado con

espinas, huesos y frutos secos. Se deberá ir aumentando su textura progresivamente. Evitará ciertos derivados del cerdo (chorizo, hamburguesas, salchichón, menudos,...) hasta los 2 años

• Progresivamente, dejaremos al niño comer con utensilios adecuados a su edad. Se respetarán los gustos del niño, procurando la mayor variedad posible de la dieta para que ésta sea equilibrada y evitar la rutina y monotonía. No forzar a comer ni sustituir comidas por lácteos o derivados ni zumos

• Dar aproximadamente unos 500 cc de leche y derivados al día. No introducir leche de vaca antes del año y sería recomendable prolongar la fórmula de continuación hasta los 2-3 años

• Procurar no darle comidas, tentempiés ni chucherías entre comidas

**CUALQUIER VARIACIÓN RESPECTO A LO ACONSEJADO DEBERÁ SER CONSULTADO CON SU PEDIATRA**

# 7. BIBLIOGRAFIA

- Ballabriga A, Carrascosa A. Alimentación complementaria y período del destete.
- En: Ballabriga A, Carrascosa A, eds. Nutrición en la infancia y adolescencia. Madrid: Ergon; 1998.
- Cervera Ral P. Alimentación maternoinfantil. Barcelona (España): Ed. Masson, SA; 1994.
- Coronel Rodríguez C. La alimentación complementaria y el período de destete. Pediatría Integral 2003; VII
- Del Pozo-Machuca J. Alimentación complementaria del lactante. En: Cruz-Hernández M, ed. Tratado de pediatría. 9ª edición. Madrid: Ergon; 2006.
- García-Onieva Artazcoz M, Hidalgo Vicario I. Introducción de la alimentación complementaria en el primer año de vida. Guía Práctica. Actualidad Nutricional 1990;
- Gil Hernández A, Uauy Dagach R, Dalmau Serra J y Comité de Nutrición de la AEP. Bases para una alimentación complementaria adecuada de los lactantes y los niños de corta edad. An Pediatr (Barc) 2006; 65

www.ingramcontent.com/pod-product-compliance
Lightning Source LLC
Chambersburg PA
CBHW031334290526
45784CB00014B/2722